AF310063

LETTRE

DU

DOCTEUR TÂTONNANDO.

LETTRE

DU

DOCTEUR TÀTONNANDO,

CONTENANT

L'HISTOIRE DES DIVERS TRAITEMENS
ESSAYÉS INUTILEMENT

SUR

VIVACE LEFRANC,

MALADE D'UN EXCÈS DE SANTÉ.

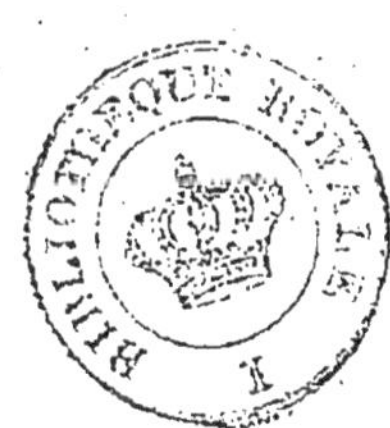

—————

A PARIS,

CHEZ PILLET AINÉ, IMPRIM.-LIBRAIRE,
RUE CHRISTINE, N° 5 ;
ET CHEZ LES MARCHANDS DE NOUVEAUTÉS.

—

1821.

LETTRE

DOCTEUR TÂTONNANDO.

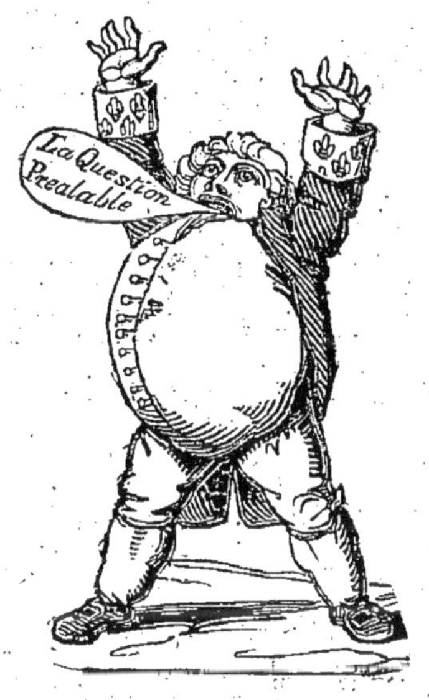

MES CHERS CONFRÈRES,

Rien ne me paraît plus absurde et plus contraire à la dignité de la médecine que de définir cette science *l'art de guérir*. En effet, lorsque les maladies sont plus fortes que les remèdes, les remèdes, bien qu'administrés suivant les principes de l'art, ne sauraient

en triompher ; il serait donc injuste de faire
dépendre la médecine de la guérison ; elle ne
dépend que des règles : on peut tuer un homme
conformément aux principes de la médecine,
et alors il est bien tué ; sans doute c'est un
malheur, mais ce n'est pas une faute ; et le
médecin qui a suivi les règles de la science
n'en est pas moins un savant homme, et ne
mérite que des éloges, tandis que celui qui
guérit ses malades en s'écartant de ces règles
aurait tort, et mériterait le blâme de la faculté. Si ces vérités ne sont pas assez goûtées
dans le monde, elles sont du moins bien con-
nues de vous, mes chers confrères ; c'est donc
à vous que j'en appelle contre les murmures
d'un public injuste et ignorant qui veut me
rendre responsable de la non guérison de
mon malade. Je ne conteste pas, il est vrai,
l'inefficacité de mes remèdes, mais il m'importe de prouver que mes ordonnances sont
l'ouvrage d'un esprit judicieux, parfaitement
éclairé dans la science des Hippocrate et des
Galien, et qu'elles étaient impérieusement
commandées par chacun des accidens qui se
sont manifestés dans le cours du traitement ;
c'est là, en effet, tout ce qui importe au mé-

decin qui se respecte; la guérison ne le con-
cerne pas, elle ne regarde que le malade. Je
vais donc vous faire le récit exact de ces accidens, et des remèdes que j'ai prescrits,
pour que vous soyez juges entre moi et mes
détracteurs.

Vivace Lefranc est un homme d'une taille
gigantesque, d'une complexion sanguine,
d'une structure puissante; il a la tête chaude,
l'estomac robuste, et les reins bons; en tout
point c'est un garçon vigoureux, capable
de supporter les plus longues fatigues, et
qui ne se porte jamais mieux que lorsqu'il a
de rudes travaux à exécuter; mais, comme
il arrive à tous les sujets d'un tempérament
sanguin, sa vigueur même lui devient funeste
lorsqu'il est dans l'inaction; car elle se porte
alors aux organes nobles, et produit les plus
grands désordres. C'est dans une de ces in-
dispositions que je fus appelé, il y a trente-
deux ans, à lui donner des secours. Après
avoir consulté tous les diagnostiques qui pou-
vaient m'éclairer sur son état, j'eus la certi-
tude que sa maladie n'était autre chose qu'un
excès de santé. De tous les maux qui peuvent
affliger l'espèce humaine, c'est, vous le savez,

mes chers confrères, celui dont la médecine vient le plus aisément à bout. J'entrepris donc d'en guérir Vivace Lefranc, et de le mettre à l'abri des rechutes.

Le sang affluait visiblement à la tête, et, comme cette partie est le centre de tout le système nerveux, le malade éprouvait une sorte d'agitation générale qui faisait craindre une crise prochaine : sa vue se troublait, des étourdissemens, des vertiges, semblaient menacer ses facultés mentales ; toutefois, aucun accident grave ne s'étant manifesté, je me flattai de pouvoir les prévenir. Le régime du malade présentait plusieurs abus qui favorisaient l'effervescence du sang ; je résolus de les réformer, mais comme ils étaient enracinés dans ses habitudes, je jugeai indispensable d'ordonner un changement radical, et je prescrivis un autre régime, qui devait faire à mon homme une constitution toute neuve.

J'administrai d'abord une purgation vigoureuse ; l'effet en fut si puissant, que le malade fut ébranlé dans toute son organisation ; non-seulement il rendit tous les élémens de fermentation qui le tourmentaient, mais, soit dit entre nous, plusieurs de ses organes éprouvèrent des lésions fâcheuses, et devinrent le siége d'une irritation nouvelle : la crise qu'il éprouva fut longue ; les convulsions, les spasmes, se succédèrent ; une révolution complète s'effectua en lui, et l'équilibre des humeurs fut entièrement détruit : je ne sais pas bien comment il se fit que l'activité du sang parut s'accroître dans cette secousse ; une fièvre violente se déclara avec un transport au cerveau, et Vivace Lefranc battit la campagne.

Quoique je ne partage pas entièrement l'opinion du docteur Gay, qui prétend que la saignée est un commencement d'assassinat, parce que, dit-il, *le sang, c'est la vie*, je ne suis pas non plus de ces phlébotomistes déterminés qui commencent par saigner leur homme avant de lui avoir tâté le pouls, et s'informent ensuite du siége et de la cause de son mal. Je suis, en médecine, pour les opinions qu'on appelle *du milieu*, redoutant également, et pour raison que vous savez bien, mes chers confrères, la fin du malade et celle de la maladie. J'avais donc hésité long-tems avant de recourir aux coups de lancette, qui paraissaient indiqués par tant de symptômes ; mais enfin toute la pharmacopée ne m'offrant plus que des secours insuffisans, j'appelai la chirurgie à mon aide, et j'ordonnai des saignées copieuses : par ce moyen, je parvins à déplacer l'irritation, mais elle se porta d'un autre côté, et je ne pus rétablir l'ordre et l'harmonie dans les fonctions du malade. Loin d'en éprouver du soulagement, son état ne faisait qu'empirer, et ses facultés mentales, au lieu de se rasseoir, se détraquaient de plus en plus.

Le délire de Vivace Lefranc devint même inquiétant pour les gens du voisinage ; ils voulurent le lier, mais il les battit : ils prirent enfin le sage parti de s'enfermer chez eux, et de l'abandonner à son mal et à mes remèdes.

Après avoir essayé tous les régimes sur le patient, sans en trouver un seul qui lui convînt, je le réduisis à une diète rigoureuse ; ce moyen, joint à des saignées fréquentes, produisit enfin chez lui une lassitude générale qui triompha de la fièvre. A peine entré dans sa convalescence, je ne vis rien de mieux à faire que de détourner au dehors cette activité terrible qui produisait tant de ravages au dedans. J'ordonnai donc à Vivace Lefranc, d'abord, de courtes promenades dans les environs de son domicile, puis des marches plus longues, enfin des parties de chasse continuelles.

Cependant je ne me bornai pas à ces moyens d'hygiène : il fallait fortifier, par des remèdes internes, le tempérament délâbré du convalescent. Je lui administrai le quinquina à fortes doses, j'y joignis l'effet de plusieurs toniques; mais comme Vivace Lefranc avait en aversion certains médicamens que je jugeais indispensables, je triomphai de sa répugnance en les déguisant sous la forme de pilules ; il les gobait sans difficulté, pourvu qu'elles fussent bien dorées, et j'avais des gens qui excellaient à cela.

A l'aide d'un traitement suivi, j'avais réussi à déterminer une nouvelle action du sang, qui laissait la tête du malade parfaitement libre ; c'était sans doute un heureux résultat, mais je l'achetai par quelques inconvéniens qui appelèrent toute ma sollicitude. Mon homme éprouvait des obstructions très-douloureuses ; bientôt il se plaignit d'une op-

pression fatigante ; les organes vitaux en paraissaient vivement affectés. Pour prévenir
les crises que cet état pouvait faire naître,
je fis appliquer, aux parties en irritation, quelques milliers de sangsues, nombre qui n'était
qu'en proportion avec la taille vraiment co-
lossale du sujet.

Tout porte à croire que ce traitement, fa-
vorisé par la distraction que prenait Vivace
Lefranc, aurait achevé de le rétablir s'il eût
pu continuer ces exercices ; mais son terri-
toire ne lui suffisant pas, il alla chasser sur
les terres de ses voisins : il y faisait de grands
ravages ; ceux-ci, trop faibles pour lui résister
individuellement, se réunirent un beau jour
contre lui, et prirent si bien leurs mesures,
qu'il ne lui fut plus possible de mettre un
pied hors de sa demeure.

Quand je vis mon homme réduit à une
inaction forcée, je prévis d'abord les dan-
gers nouveaux qui naîtraient de sa position :
privé de distraction, presque seul avec lui-
même, Vivace Lefranc allait être livré à
tous les tourmens d'une imagination très-
vive. Le superflu d'existence qui l'agitait,
ne trouvant plus à se dépenser, allait retom-

ber sur lui. Quels ravages ne causerait-il pas sur un homme de cette complexion ? J'allais donc avoir de l'occupation auprès de lui ; toutefois comme on ne peut traiter ces sortes de maladies où le moral n'a pas moins de part que le physique, sans se rendre le médecin de l'ame comme le médecin du corps, je crus devoir adresser à Vivace Lefranc les exhortations suivantes.

« Mon cher ami, lui dis-je, vous allez passer d'une existence active à une vie paisible, sédentaire ; tâchez de supporter ce changement avec sagesse et résignation, renoncez de bonne grâce à vos habitudes, et hâtez-vous d'en contracter de nouvelles, conformes à votre situation ; appliquez-vous, sur toutes choses, à maintenir l'équilibre dans vos organes en imposant silence à vos sens, afin qu'aucun d'eux ne tyrannise les autres. Les passions, dit un moraliste célèbre, ont chacune un intérêt propre ; elles ont un langage très-éloquent, elles sont flatteuses et corruptrices ; la dernière qui parle semble avoir raison ; mais si on leur prête l'oreille, elles disposent bientôt de vous à leur gré. Une lutte violente s'établit entre ces tyrans domestiques, et c'est vous qui en êtes le prix ; ce qui n'est pas très-honorable pour votre raison, mais ce qui est surtout très-préjudiciable à votre santé. Tâchez donc que le sang ne domine pas sur la bile, et que la bile ne vienne pas à s'échauffer outre mesure. Imposez silence à votre estomac s'il est trop gourmand ; car, n'en déplaise à un sénateur romain qui ne savait pas si bien la médecine que quelques-uns de nos sénateurs français, l'estomac a un intérêt qui n'est pas toujours celui des membres. Quant à ces membres, ils auraient aussi leur volonté si vous les laissiez faire. Vos bras ne demanderaient pas mieux que de distribuer des horions ; vos jambes aimeraient assez à courir les champs ; il n'y a pas jusqu'à votre langue qui n'éprouve parfois des démangeaisons de s'exercer aux dépens de votre poitrine ; vos dents ont souvent envie de mordre lorsque votre estomac est rempli. Si tous ces organes étaient livrés à leur liberté, si chacun d'eux voulait vous gouverner à sa guise, s'ils se mettaient à la fois à parler leur langage, il y aurait un beau désordre dans votre intérieur, et je ne répondrais plus de vos jours. Mais, mon cher ami, la nature vous a donné la raison pour conduire toute cette république, pour maintenir l'ordre et la discipline, pour régler toutes ces volontés particulières. Ne perdez donc point de vue que vos organes sont faits pour servir votre corps, et non pour lui commander. Afin de mettre votre esprit à l'abri de leurs séductions, faites en sorte de l'occuper à des choses utiles : votre chambre n'est pas, à la vérité, très-grande ; mais, pendant votre maladie et vos excursions, vous n'avez guère pensé aux améliorations dont elle était susceptible. Travaillez à l'embellir, entourez-vous de choses commodes et agréables, cultivez les arts et les sciences, acquérez de l'instruction et des richesses. Si vous suivez mes avis, je n'aurai pas de peine à rétablir entièrement votre santé ; mais si vous traitez mes conseils avec cette légèreté qui vous a caractérisé jusqu'à ce jour, je crains bien que tous mes soins ne puissent vous guérir. »

Vous voyez, mes chers confrères, que les consultations du médecin de l'ame valaient

bien les ordonnances du médecin du corps.
Vivace Lefranc promit de s'y conformer;
mais à peine eut-il passé quelques jours dans
sa chambre que l'ennui le gagna. Tourmenté
de plus en plus par ses souvenirs et par une
effervescence de sang que favorisait le mois
de mars, il se jeta un beau jour par la
fenêtre, se cassa les bras et les jambes, et
fut reporté presque sans connaissance dans
son lit.

Je m'empressai de réparer, du mieux que
je pus, tous les ravages qu'un instant de délire avait causés. Je mis des compresses sur
toutes ses plaies, et je me flattai que les
suites désastreuses de cette escapade ren-
draient le malade plus sage à l'avenir. Néan-
moins comme sa santé était plus compro-
mise que jamais, je résolus d'établir auprès
de lui une petite pharmacie, afin de trouver
sous ma main tous les médicamens dont
j'aurais besoin dans les diverses crises que je
prévoyais. Vous me saurez gré, mes chers
confrères, de vous donner la description de
cette officine. Outre que cette description
est nécessaire à l'intelligence du traitement

qui va suivre, elle peut être utile à ceux d'entre vous qui se trouveraient dans le même cas.

J'employai, pour classer mes drogues, les désignations alphabétiques; vous apprécierez la commodité de cette méthode ainsi que les motifs d'ordre qui me firent diviser ma pharmacie *en rayons de la droite, de la gauche et du centre.*

Je plaçai donc au côté droit les médicamens suivans:

V.b.c.,	cordial généreux.
B.d.V.x,	baume pour faire transpirer.
D.n.d.,	purgatif vigoureux.
D.l.l.t,	élixir de Garus.
L.b.r.d.n., *C.b.j.c.,* }	.. prompts antidotes.
B.r.n.n.,	compresse répercussive.
B.n.l.d,	racine de patience.
C.lzl.d.Cssrg.,	sinapismes.
D.D.n.,	poudre pour éclaircir la vue.
C.r.n.t.-d.n.c.r.t,	poudre sternutatoire.
Dplsss Grndn,	vinaigre des quatre voleurs.
Bnt,	baume tranquille.
Prdsss,	gomme élastique.
Mrclls,	liqueur éthérée.
P.t.	onguent miton-mitaine.

V....., ⎫
et...., ⎬ . ....remèdes *proprement* dits.
C......, ⎭

Plusieurs appareils pour désinfecter, plusieurs épuratifs, plusieurs baumes et vulnéraires, quelques drogues avariées qui ont perdu leur vertu.

Au côté gauche :

B.,	pierre infernale.
M.l.,	sirop de douce amère.
F.,	baume de fier-à-bras.
Ch.,	poudre caustique.
Dmrs,	moxa.
Bgn,	liqueur noire, amère et mordante, composition secrète.
Crclls,	acide vitriolique.
L.f.tt.,	eau-forte.
L.f.t.,	vif-argent.
Grdn.,	une barrique pleine de vent et d'esprit.
Et.n.,	un petit alambic.
R. C.l.rd,	une bouteille à l'encre.
K.y,	petite pilule amère légèrement enfarinée.
D'A.,	éruptif.

Plusieurs dissolvans plus ou moins actifs, plusieurs corrosifs, plusieurs gaz inflammables et subtils, quelques médicamens généreux qui se sont

aigris par la fermentation, mais qu'on pourrait rec-
tifier en neutralisant leurs acides.

Au centre :

Bgnt,	un thermomètre.
P.q.r,	une balance.
L.n.,	poudre d'ellébore.
B.n.,	onguent résolutif.
S.m.n.,	sel neutre.
P.,	un emplâtre.
B.l.c.r.d–B.l,	une carafe d'orgeat.
B.r.d,	un verre d'eau.
D.H.t.f.l,	sucs de pavots.
C.r.o.s.r,	une limonade.
R.,	
B.q.t.,	divers bocaux de sangsues.
S-Cr.q, etc.,	

Plusieurs drogues nauséabondes, plusieurs em-
plâtres, plusieurs absorbans, plusieurs cruches vides
prêtes à recevoir toutes sortes de liqueurs ; des bou-
chons de liége pour la clôture, des onguens répercussifs, etc., etc., etc.

Vous voyez, mes chers confrères, que j'é-
tais parfaitement en mesure pour tous les
maux présens et à venir. Il me reste mainte-
nant à vous rendre compte de l'emploi que
je fis successivement de ces divers médicamens, et des effets qu'ils produisirent.

Mon malade était, à la suite de sa dernière crise, dans un délabrement complet ; tous ses organes étaient en désordre, toutes ses humeurs en mouvement, une fièvre assez forte agitait encore tous ses nerfs, et, pour comble de mal, il avait sur la poitrine un poids qui gênait sa respiration. Je parvins, par le secours des sangsues, à le délivrer peu à peu de cette oppression ; je lui administrai un bon purgatif, et je pris au côté droit de mon officine des baumes, des vulnéraires, des cordiaux, des élixirs, qui rétablirent la circulation du sang et des humeurs, rappelèrent les esprits vitaux, et opérèrent une prompte régénération dans les organes lésés.

L'effet de ces remèdes fut si puissant, qu'au bout de quelque tems Vivace Lefranc se trouva hors de danger, et parut en pleine convalescence : c'était pour moi l'avertissement d'un nouvel embarras qui appelait toutes mes réflexions ; car il était évident que ces progrès, en se continuant, donneraient naissance à tous les inconvéniens que j'avais eu tant de peine à combattre. Déjà de fortes démangeaisons, de l'irritation même, commençaient à se manifester sur les points où j'avais maintenu les compresses. Voilà, me dis-je, assez de santé comme cela, l'excès deviendrait funeste ; hâtons-nous de maintenir l'équilibre qui menace de se rompre. Peut-être aurais-je pu employer, avec succès, les apéritifs, les sudorifiques et autres moyens de chasser l'irritation au dehors, mais je n'étais pas sûr que ces remèdes fussent assez souverains pour prévenir les éruptions et les révolutions d'humeurs ; je crus donc plus sage de recourir aux ingrédiens qui garnissaient le centre de ma pharmacie. Je mitigeai, dans un fort volume d'eau, les médicamens trop actifs de la droite, je neutralisai leur vertu ; j'employai les calmans et les soporifiques ; bientôt je résolus de supprimer entièrement les cordiaux et les élixirs, et de ne faire usage que des délayans tout seuls.

Par ce moyen, je réussis complètement à maîtriser la guérison ; mais je ne maîtrisai pas la maladie, car le sang du convalescent s'appauvrit, son estomac se détériora ; les tisanes et l'eau chaude que je lui faisais prendre lui semblèrent si fades, que la seule vue de ces breuvages lui causait des nausées et des soulèvemens de cœur ; je crus donc devoir les relever par d'autres ingrédiens ; mais comme je ne pouvais revenir aux cordiaux, qui produisaient une régénération trop prompte, je pris, sur les rayons à gauche, quelques poudres caustiques, quelques acides minéraux, qui devaient agir comme stimulans sans augmenter le volume du sang et la somme des élémens vitaux. Sans doute l'effet de ces drogues eût été funeste si je les eusse employées sans précaution ; mais j'en mettais si peu ! elles se trouvaient noyées dans une si forte quantité d'eau, que leur action corrosive devenait presque insensible. D'ailleurs, n'est-il pas reconnu que l'estomac finit par s'arranger avec ces sortes de substances de manière à n'en éprouver aucun dommage ? et, sans parler de Mithridate, qui prenait, chaque matin, un verre de poison pour se mettre en appétit, n'a-t-on pas vu, de nos jours, plusieurs polyphages, et entre autres le peintre Molière (1) avaler,

---

(1) Il n'est pas question ici du grand peintre de mœurs, mais d'un petit peintre italien nommé Molière, ou plutôt Molieri, qui, pour n'avoir rien à redouter des drogues qu'il employait, s'était avisé d'y accoutumer son estomac. Il s'adressa d'abord au vert-de-gris, affriandé par cet essai,

sans difficulté, de l'eau forte et même de l'arsenic. Je crus donc pouvoir, sans inconvéniens, augmenter peu à peu la quantité de
stimulans que je faisais prendre à mon malade. D'abord, je me servis des *scrupules*
pour les peser; bientôt je mis les scrupules
de côté, et je ne mesurai plus mes ingrédiens
corrosifs que sur la langueur progressive de
Vivace Lefranc, et sur la complaisance de
son estomac : cette complaisance allait si loin,
que je hasardai même un jour de mêler un
peu d'arsenic dans une de ses tisanes, mais
il la vomit, et je ne jugeai pas à propos de
renouveler l'épreuve.

Cependant l'organisation de mon géant

---

il passa à la litharge. Cet homme, étant impliqué mal à
propos dans quelque affaire de police, Fouché, soit pour
mettre sa véracité à l'épreuve, soit par un motif de pure
curiosité, lui fit faire, en présence de plusieurs personnes,
l'expérience de la singulière faculté qu'il avait acquise. Je
rencontrai dix ans après le même petit homme aux Etats-
Unis, dans le comté d'Orange, où il faisait les portraits en
cire de toute la famille Madisson. Il n'était pas embelli dans
cet espace de tems, mais il n'était ni moins vif ni moins
affamé; il avait même fait des progrès dans son art, car il
en était à l'arsenic. Je recommande ce fait à mon con-
frère M. Orfila, pour la seconde édition de son *Traité des
Poisons*.

s'affaiblissant de plus en plus, j'employai successivement le moxa, les caustiques, la pierre infernale, et tout ce qui pouvait produire en lui une irritation propre à fixer la vie qui menaçait de le quitter.

C'est ici la partie du traitement que mes détracteurs ont le plus attaquée. « Pourquoi, me disent-ils, avoir eu recours à ces terribles ingrédiens, qui ne procuraient qu'une vie factice à votre malade, et qui dissolvaient lentement son organisation ? » Ils en parlent bien à leur aise ; ignorent-ils donc que si je n'avais pas employé ces sortes de remèdes, il eût fallu faire usage de ces médicamens du côté droit, qui auraient amené tous les inconvéniens, non moins redoutables, d'un excès de santé ? D'ailleurs, mes chers confrères, je vous dirai, en confidence, qu'un autre motif me portait à en agir ainsi : si je n'eusse abandonné ces médicamens trop salutaires, ils auraient fini par chasser le médecin ; et je sais trop ce que je dois à l'honorable profession que j'exerce, pour ne pas tenir continuellement la balance entre la mort et la vie, entre l'excès du mal et l'excès du bien.

Toutefois, une catastrophe imprévue sembla donner beau jeu à mes ennemis : mon malade éprouva une hémorragie qui faillit de l'emporter ; ils s'écrièrent que c'était l'effet des poisons dont je l'abreuvais ; mais je me hâtai de soutenir que c'était un *accident isolé* qui ne prouvait rien contre le traitement. Au risque d'affaiblir cette excuse par une inconséquence, je n'en jugeai pas moins urgent de discontinuer ce même traitement, et d'employer tous mes efforts à réparer les ravages qu'il avait causés. Ces ravages étaient tels, que je fus d'abord obligé de recourir aux remèdes extrêmes. Je mis au malade le sinapisme *C. d. C.*, qui produisit une crise violente, à la suite de laquelle il donna signe de vie.

À peine eus-je obtenu ce résultat que je courus, sans balancer, au côté droit de ma pharmacie ; j'en remuai tous les bocaux, j'y puisai des antidotes et des élixirs ; je les mêlai aux délayans du centre pour éteindre le grand feu qui dévorait le malade, et pour réparer les lésions que les corrosifs avaient faites dans son estomac ; et comme il était atteint d'une transpiration excessive qui contribuait à l'épuiser, j'appliquai, temporairement à l'extérieur, des toniques et des astringens qui devaient arrêter cette évacuation, jusqu'à ce qu'elle fût réduite dans de justes bornes.

L'effet combiné de ces remèdes procura un mieux sensible ; cependant les caustiques et les dissolvans avaient créé tant de points d'irritation dans les organes du malade, il y avait tant de chaleur dans le sang, ses humeurs étaient tellement viciées, qu'il eut peine à digérer les sucs salutaires que je lui donnai ; bientôt les rafraîchissans et les épuratifs chassèrent au dehors toutes les substances corrosives qui avaient pris droit de bourgeoisie dans l'estomac ; elles causèrent une sorte d'éruption très-maligne qui se trouva favorisée par les ardeurs de la saison (nous entrions alors dans le mois de juin) ; des *boufiflés* pleines de vent levèrent sur toute la surface de la peau, une fièvre inflammatoire se déclara ; une tumeur très-intense se forma au flanc gauche, et il fut douteux pour moi que Vivace Lefranc pût supporter cette nouvelle crise.

Je me gardai bien, comme on peut croire,

de faire saigner le malade ; l'âcreté de ses
humeurs aurait rendu cette opération mor-
telle. Je n'osai pas non plus laisser aboutir
la tumeur, parce que son caractère me semblait si alarmant que je ne savais pas si j'aurais le pouvoir d'empêcher qu'elle produisît
la gangrène : je ne vis donc rien de mieux à
faire que de la comprimer, et de répercuter
la maladie dans la masse du sang, sauf à l'at-
taquer après par un traitement suivi ; cependant je doute encore que je fusse parvenu à
la réduire sans le secours de l'onguent réso-
lutif *B. n.*, qui la fit entièrement disparaître,
ainsi que l'ébullition qui l'avait accompa-
gnée.

A peine échappé à cette secousse, Vivace
Lefranc éprouva des accidens d'une nouvelle espèce ; il tomba dans un état de langueur tout-à-fait critique ; il ne pouvait ni
marcher ni faire aucune de ses fonctions ani-
males ; son ventre, gonflé par les délayans
et les tisanes dont j'avais fait un si long usage,
devint d'une grosseur énorme, le malade en
était excessivement fatigué ; il semblait que
cette partie du corps profitât de tout ce que
perdaient les membres. Je pensai d'abord à

prendre, comme on dit, l'ennemi par famine, en refusant au ventre tous les alimens qu'il absorbait ; mais je réfléchis que j'entraverais par là toutes les fonctions vitales, et je cherchai un autre moyen de délivrer Vivace Lefranc de son infirmité, en désoblitérant ses intestins.

J'essayai donc le purgatif *D. n. d.*, mais l'estomac était devenu si indolent, que ce médicament, tout vigoureux qu'il était, ne produisit aucun effet. Je me déterminai alors à faire donner au malade les deux *remèdes V.* et *C.* qui se firent jour non sans difficulté, tant il y avait d'encombrement et de résistance dans le siége du mal.

A peine Vivace Lefranc eut-il pris ces deux remèdes que le ventre en fut violémment tourmenté ; c'étaient des grouillemens continuels de bas en haut, et de haut en bas ; des contractions intestinales de droite à gauche et de gauche à droite ; on eût dit que le patient allait se trouver bientôt débarrassé de tout ce qui l'obstruait ; mais au bout de quelque tems il rendit les deux remèdes tels qu'il les avait pris. C'est ainsi que son obésité a résisté à toutes les tentatives que

j'ai faites pour en triompher, et qu'elle est
même, je dois l'avouer plus intense qu'au-
paravant.

Malgré l'embonpoint apparent qu'elle
procure au malade, je ne me méprends pas,
mes chers confrères, sur la nature de cette
difformité. Vivace Lefranc est dans une sorte
d'absorption continuelle ; il est sombre et
abattu, il digère très-péniblement tout ce
qu'on lui donne. Il a le regard terne, le teint
pâle, la langue extrêmement chargée, le
pouls faible et irrégulier ; toutes les nuits il
se plaint d'un cauchemar qui l'étouffe ; des
symptômes d'inflammation se montrent de
tems à autre, et tout me prouve que son
ventre recèle des germes de dissolution que
le moindre accident peut faire éclore.

Il est vrai que sa constitution est si bonne,
son organisation si vigoureuse, que son état
laisse beaucoup d'espoir ; je crois même,
entre nous soit dit, que, si je l'abandonnais
entièrement à son bon tempérament, la force
des principes vitaux qui sont en lui pourrait
triompher des élémens corrompus qui le
tourmentent, et que les humeurs venant à
reprendre leur libre circulation, son ventre

perdrait, avec ses obstructions, sa mons-
trueuse rotondité ; mais il n'est pas prudent
de se fier à la nature quand on est médecin.
Vivace Lefranc est mon malade, et il le sera
le plus long-tems que je pourrai. Si l'inflammation se manifeste sur quelques points,
je serai là pour la repousser ; si elle reparaît
ailleurs, je la comprimerai ailleurs ; si elle
produit des accidens, j'y remédierai. J'ai
des drogues pour tous les cas, des bandages
et des onguens pour toutes les plaies, des
chevilles pour tous les trous ; et, dût-on m'ac-
cuser de renfermer le loup dans la bergerie,
je réponds bien de ne lui laisser montrer le
nez à aucune issue sans le saluer avec un
emplâtre : vous savez que je suis en fonds
pour cela, et nous verrons qui du loup ou de
moi se lassera le premier ; au résumé voilà
quel est le traitement que je me propose de
suivre. Je n'emploierai les médicamens du
côté droit de ma pharmacie qu'en dehors,
comme répercussifs, parce qu'ils sont vigoureux et puissans ; mais je n'emploierai au
dedans que mes délayans du milieu ; ce n'est
pas la cause des maux que je veux détruire,
ce sont les maux eux-mêmes, à mesure qu'ils-

se réaliseront ; et si cette cause perdait de
son action, mes drogues du côté gauche sont
là. — Les ignorans ne manqueront pas de
censurer mon système ; mais je me flatte,
mes chers confrères, que vous proclamerez
partout mes lumières et ma profonde sagesse ; c'est à votre opinion seule que j'at-
tache du prix.

Le docteur Tâtoumando.

DE L'IMPRIMERIE DE PILLET AÎNÉ, RUE CHRISTINE, N° 5.

www.ingramcontent.com/pod-product-compliance
Ingram Content Group UK Ltd.
Pitfield, Milton Keynes, MK11 3LW, UK
UKHW021657090726
13657UKWH00005B/2003

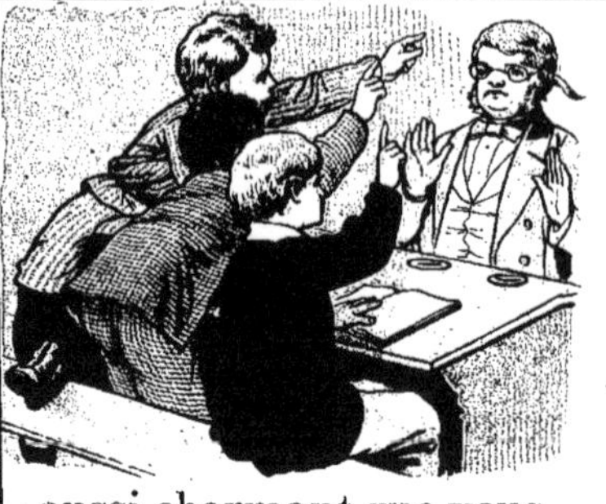

Jadis, Victor, un vrai démon, était plein de défauts, mutin, paresseux. Mais il avait pour ami Albert, un enfant sage, dont l'exemple l'a corrigé, et il est devenu aussi charmant que vous, chers petits lecteurs.

En classe, Albert demeurait tranquille à

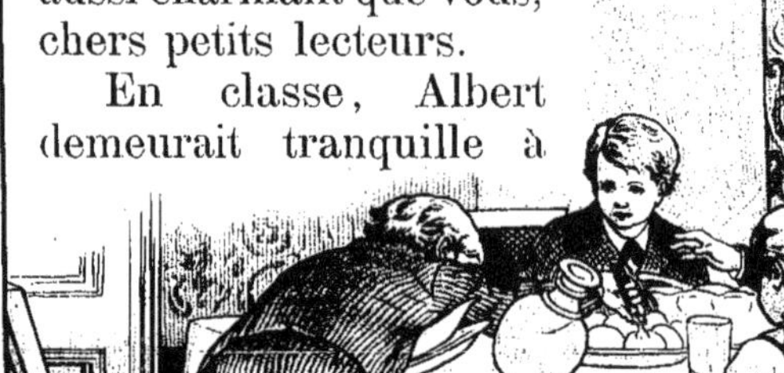

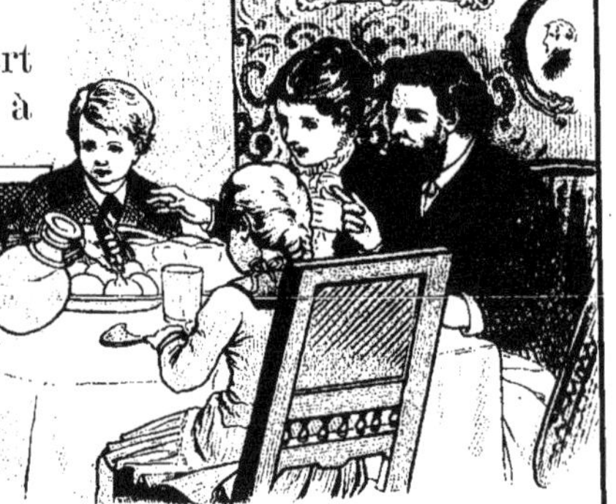

sa place, écoutant avec la plus grande attention. S'il avait une question à adresser au professeur, il le faisait toujours discrètement et non comme certains de ses camarades, Victor entre autres, qui se levaient bruyamment.

A table, Victor voulait toujours se servir le premier, au risque de tout renverser. Et, malgré les remontrances de ses parents, il jasait à tout propos, oubliant que la modestie est la première vertu de l'enfant sage. Il ne doit parler que lorsqu'on l'interroge.

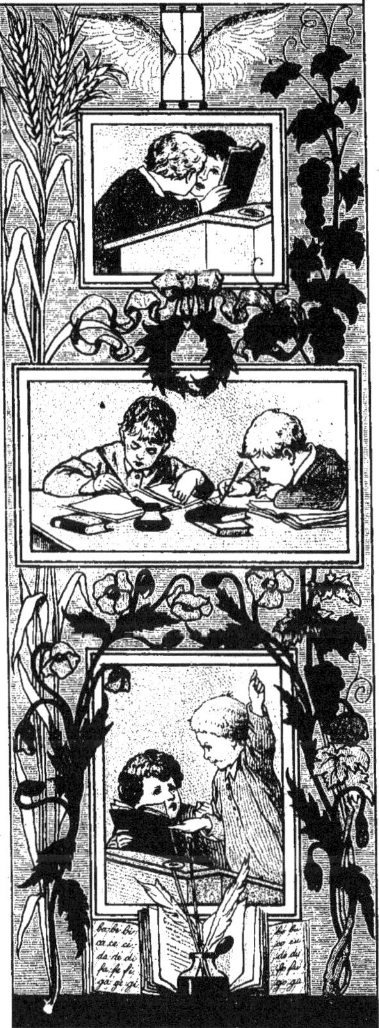

Albert était poli avec tout le monde, même avec ses camarades. Jamais il ne bavardait et ne se serait permis un mensonge.

Au contraire, Victor était si menteur que personne ne voulait plus le croire ; si dissipé qu'on ne pouvait travailler près de lui. Le temps de la classe s'écoulait sans qu'il eût fait un devoir, ni appris une leçon.

En vain on lui disait : « Prends Albert pour modèle ; vois comme ses cahiers et ses livres sont propres ; comme il est studieux, et ne remet pas à demain ce qu'il peut faire aujourd'hui. Serviable et de bonne humeur, chacun l'estime et le chérit.

« Aussi, cet aimable garçon sera plus tard un homme utile, qui prendra dans la société une position honorable conquise par ses mérites. »

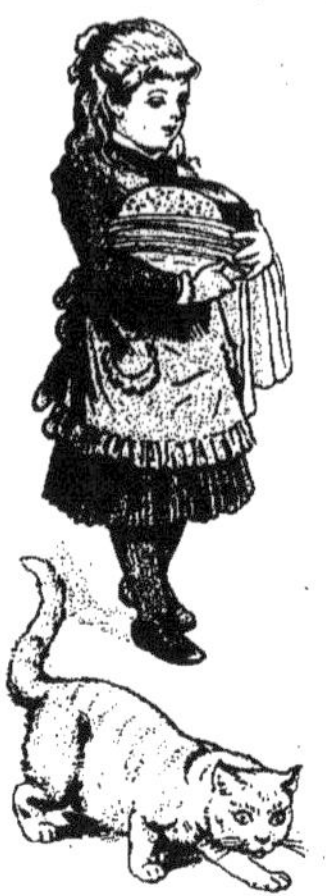

Quand on reste inoccupé, le temps semble bien long! Dans la nature, tout ne nous invite-t-il pas à travailler?

La poule picore le grain; le chat trotte après la souris; l'oiseau, dans les bois, construit un nid pour sa couvée.

La fillette, dans le ménage, a mille occasions de se rendre utile, en aidant sa bonne mère.

Aussi, le soir, quand Albert installe au salon son théâtre de marionnettes pour distraire ses frères et sœurs des travaux de la journée, comme les spectateurs sont heureux!

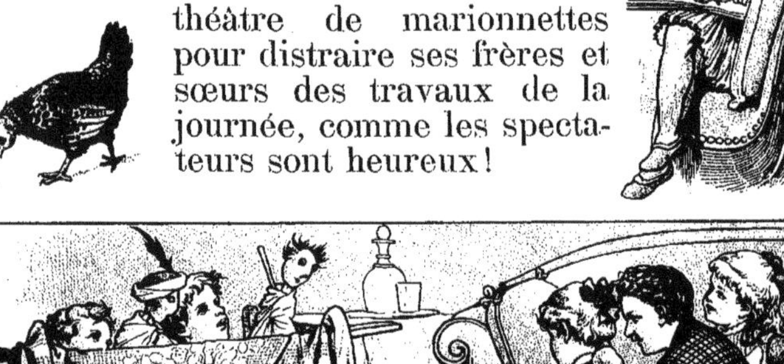

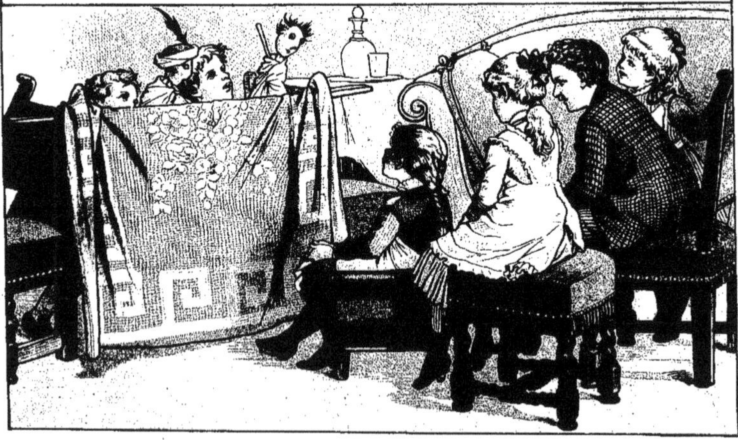

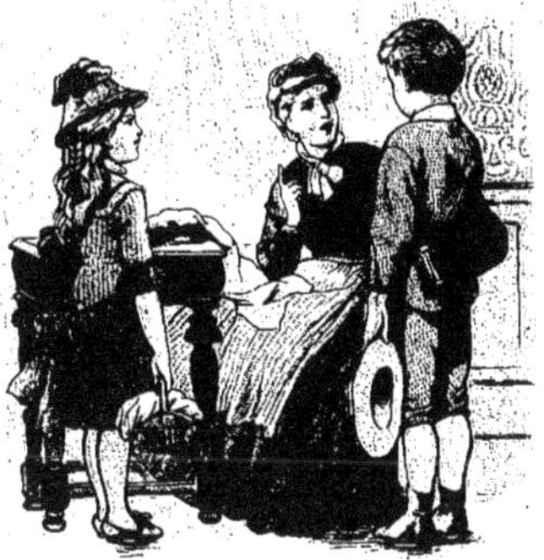

Voici les vacances ! Que de parties à faire dans les champs, dans les bois !

L'enfant sage ne fait rien sans en demander la permission.

Assise près de la fenêtre, la maman dit :

Allez jouer, enfants, d'ici je vous suivrai des yeux, mais ne vous éloignez pas trop.

Évitez le bord de la rivière ; s'il est jonché de fleurs, on peut glisser en voulant les cueillir. Prenez garde aux buissons dont les épines vous déchireraient les mains et les habits.

N'agacez ni les guêpes ni les abeilles, qui vous fe-

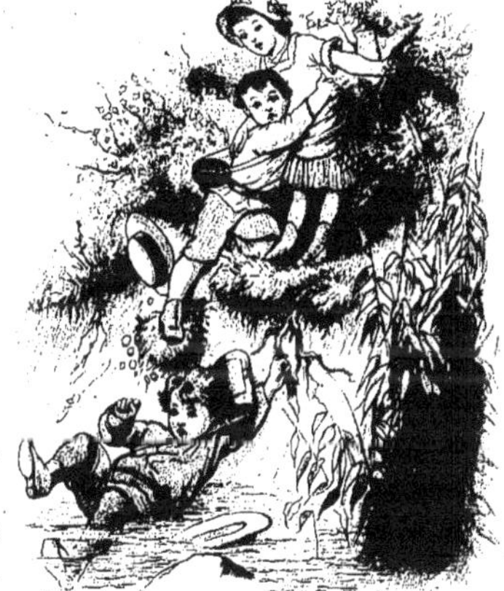

raient de cruelles piqûres.

Ne goûtez pas les fruits sauvages que vous ne connaissez pas parfaitement.

Sans abîmer les blés, allez cueillir un beau bouquet de bleuets et de coquelicots ; nous le conserverons dans l'eau pour l'offrir à votre père.

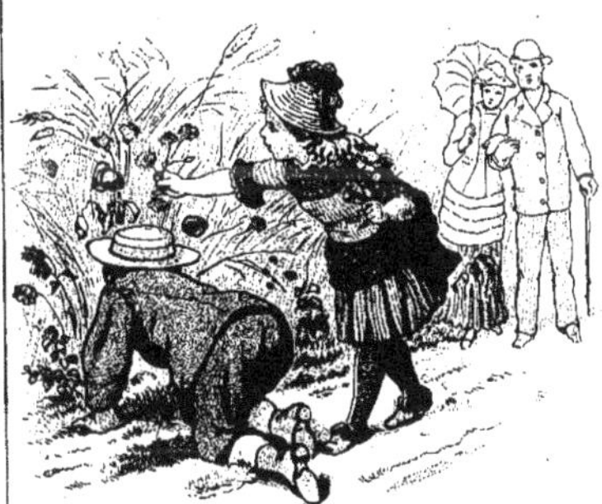

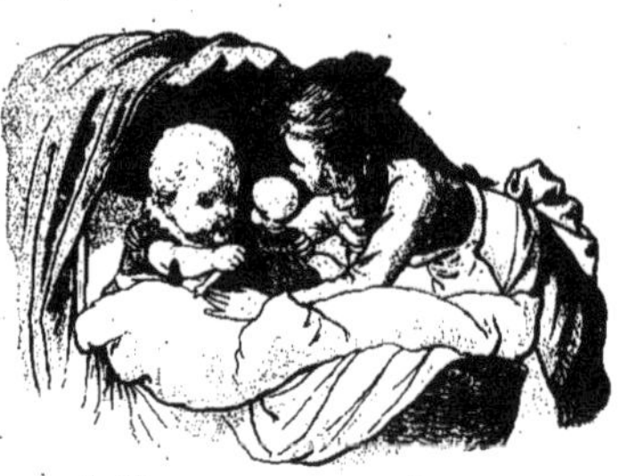

L'enfant sage met son plaisir à être utile dans la mesure de ses moyens.

Certes, les occasions ne lui manquent pas de rendre de petits services dont on lui sait toujours gré.

Voyez Lili; c'est l'ange gardien de son petit frère, qu'elle amuse dans son berceau. On peut le lui confier, car avec elle nulle crainte que le cher enfant ne tombe, ne prenne froid....

Tout est-il bien rangé, bien propre dans le ménage? C'est la préoccupation de Lili.

Ces travaux qu'elle partage avec la bonne lui font parfois d'agréables passe-temps.

Par exemple, son grand bonheur est de l'aider à éplucher les légumes;

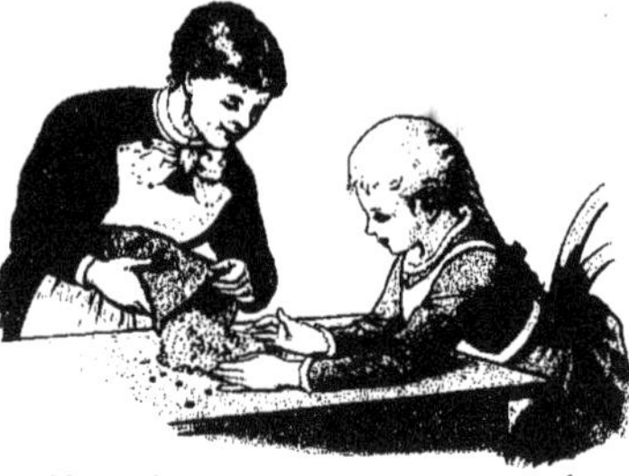

elle aime surtout à manier les lentilles, pour en retirer les petites pierres qui s'y trouvent souvent mêlées.

Dès que son papa arrive, Lili lui donne son journal, lui saute au cou, et toujours de bons gros baisers sont le prix de sa gentillesse.

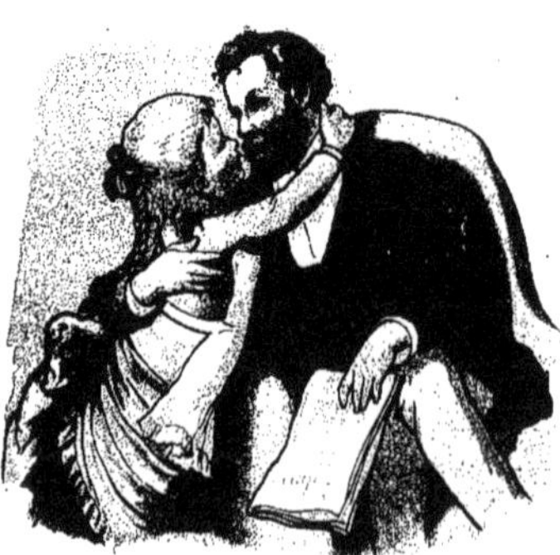

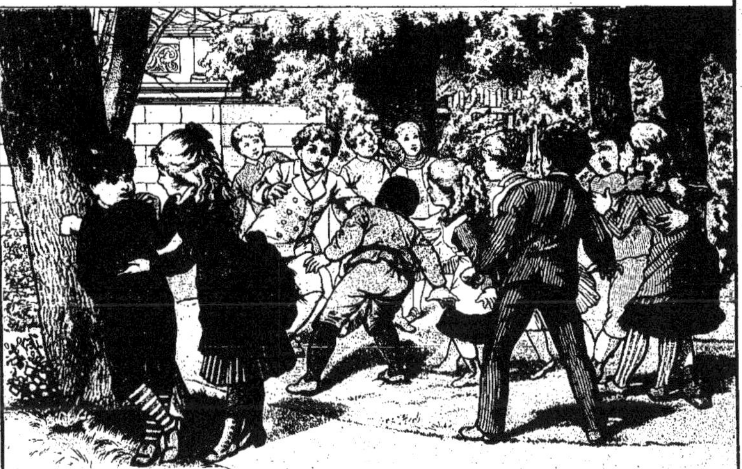

Quand on a bien fait ses devoirs, quel plaisir d'aller s'amuser!.. Quelle joie de courir, de sauter en liberté!

Ces gais enfants, dans leurs ébats, semblent des troupes de pinsons qui prennent en chantant leur volée dans l'espace.

Si tu n'es pas de bonne humeur, ami, ne joue pas : tu gênerais les autres sans t'amuser toi-même.

Sois doux et complaisant ; n'impose pas à tes camarades le jeu que tu préfères : fais-leur plaisir en suivant leur idée.

N'imite pas ces trouble-fête qui, par trop susceptibles, crient, pleurent, se fâchent pour des riens : le moindre mot les blesse ; ils prennent tout en mauvaise part.

Si, par mégarde, tu as chagriné ton semblable ; n'hésite pas à lui tendre la main et à lui faire des excuses.

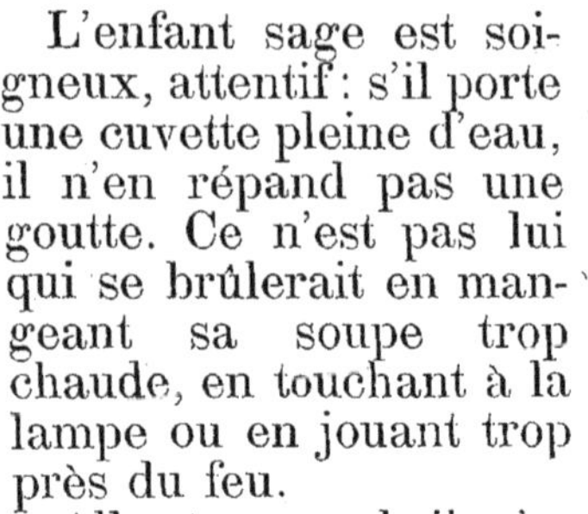

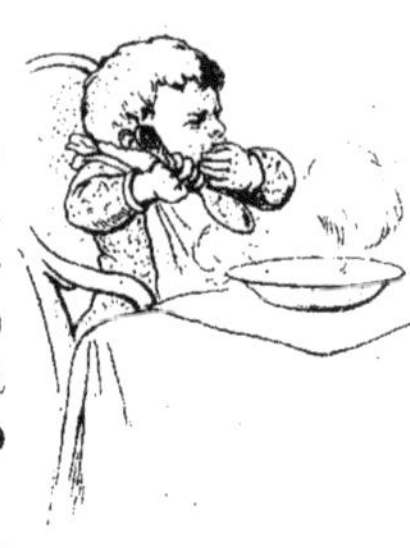

L'enfant sage est soigneux, attentif : s'il porte une cuvette pleine d'eau, il n'en répand pas une goutte. Ce n'est pas lui qui se brûlerait en mangeant sa soupe trop chaude, en touchant à la lampe ou en jouant trop près du feu.

Albert, quand il s'amuse, s'en donne à cœur joie ; mais, s'il est en sueur, il se garde de boire un liquide glacé, sachant bien qu'une pareille imprudence pourrait le rendre très gravement malade.

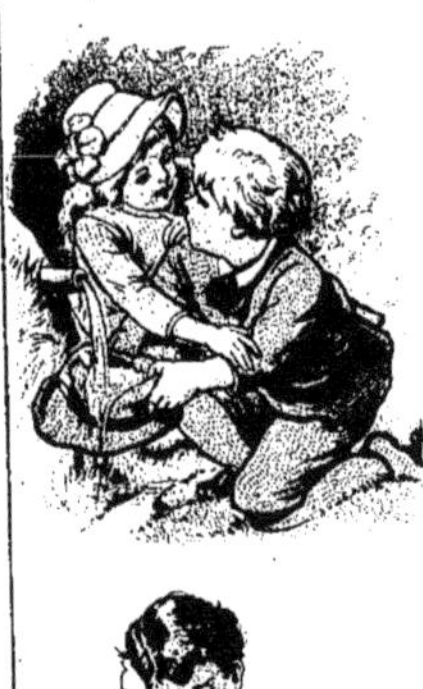

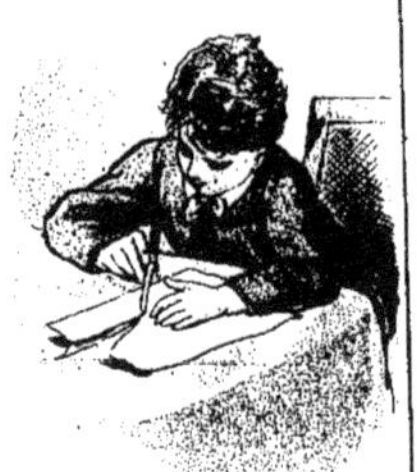

On peut lui confier les vases les plus fragiles sans craindre qu'il ne les brise ; s'il a à couper du papier avec un canif, il le fait sans se blesser, et sans entamer le tapis de la table.

La langue est souvent dangereuse ; un mot méchant peut attrister des êtres chers. Albert n'a jamais que de bonnes paroles.

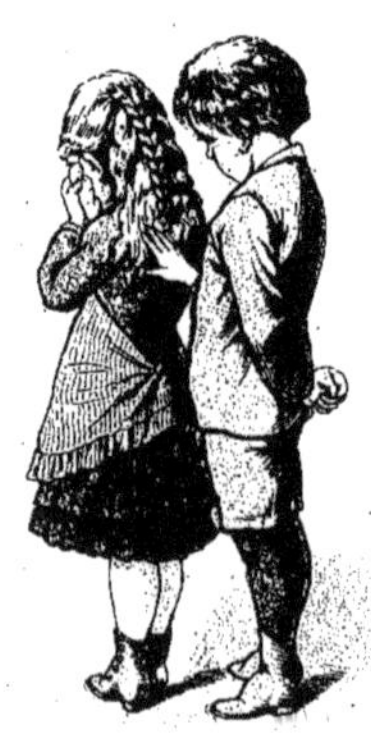

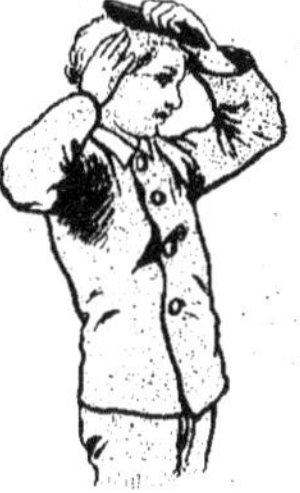

Quand sonne l'heure du repas, l'enfant sage ne se présente qu'après s'être soigneusement lavé et peigné. A table, il se tient toujours convenablement assis ; attend qu'on l'ait servi ; boit et mager sans gloutonnerie, sans souiller ses vêtements et sans s'accouder sur la nappe.

S'il demande quelque chose, il ne manque jamais d'ajouter : « s'il vous plait », et « merci » ! quand on le lui donne.

Un soir, Victor, par sa mauvaise tenue, se fit chasser de la salle à manger. Il fallut que ses frères et sœurs implorassent sa grâce auprès de leur père, et qu'il demandàt pardon en promettant de se mieux conduire. Cette leçon lui fut très sensible et contribua beaucoup à le corriger.

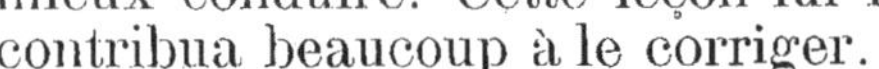

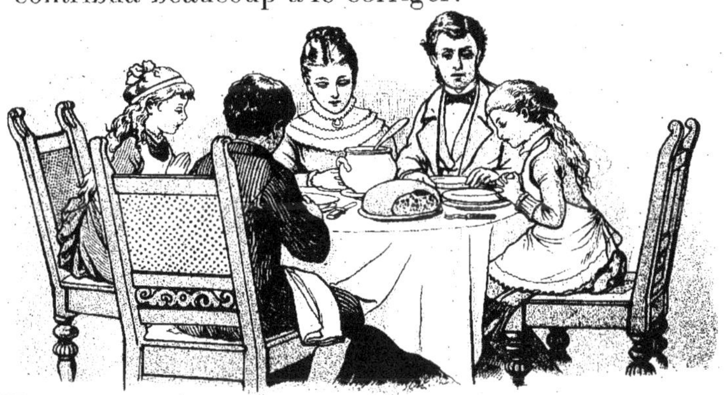

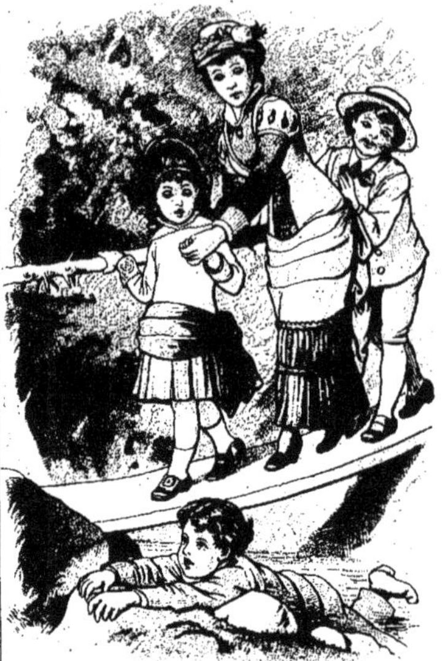

L'enfant sage n'est ni poltron ni téméraire. Tel qui fait le brave, n'est parfois qu'un vrai fanfaron. « Vous tremblez, dit-il, en passant sur ce pont de planches ? Vous allez voir si j'ai peur, moi... » Et il s'élance si vite qu'un faux pas jette à l'eau le vantard qui crie au secours...

Tel autre, qui agace et qui frappe tous les chiens qu'il rencontre, crie et pleure au premier aboiement.

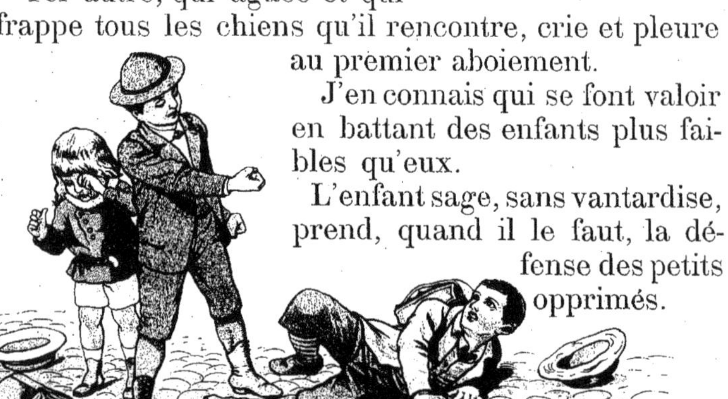

J'en connais qui se font valoir en battant des enfants plus faibles qu'eux.

L'enfant sage, sans vantardise, prend, quand il le faut, la défense des petits opprimés.

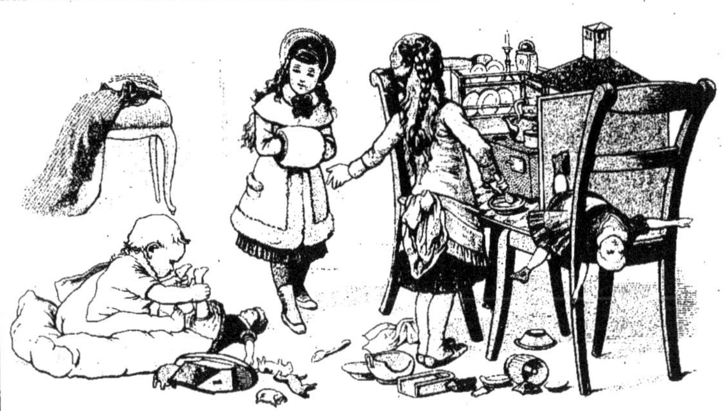

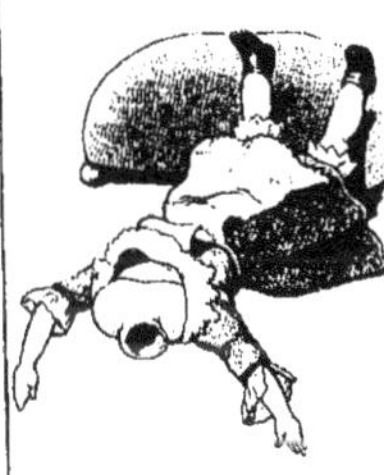

Quand l'orage, l'été, les frimas, l'hiver, le forcent à garder la chambre, l'enfant sage n'est pas chagrin. N'a-t-il pas joujoux et albums ? N'a-t-il pas ses frères, ses sœurs 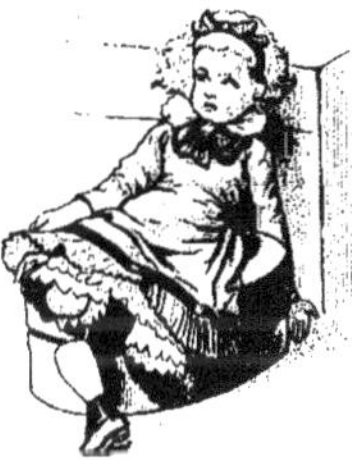 et ses amis pour s'égayer en compagnie ?

Crac! Voici Monsieur Bébé qui a renversé l'arche. Pauvres poupées, il vous a brisé bras et jambes. Celle-ci a même perdu la tête.... Il ne sait pas encore que le meilleur moyen d'avoir d'autres joujoux, c'est de prendre soin de ceux que l'on a.

Chers petits lecteurs, en vous conseillant de ne pas briser vos jouets, ce livre parle pour lui-même. Si vous le gardez longtemps, avec son texte et ses images, il vous dira toujours : « Amis, imitez l'enfant sage ! »

9585-97. — Corbeil. Imprimerie Crété.

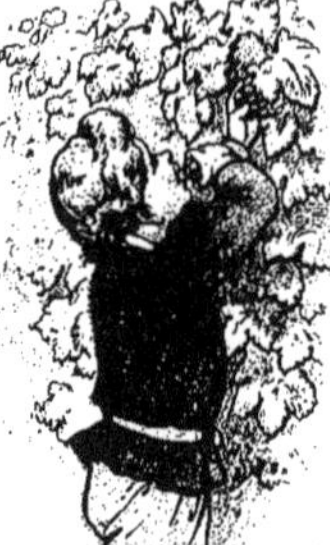

L'enfant sage est patient. Il attend, pour le savourer, que le raisin soit mûr. Il sait que les fruits verts donnent la colique.

S'il convoite un joujou quelconque, il attend patiemment le jour des étrennes. Son plaisir est alors bien plus grand.

On a toujours tort de se mettre en colère. Lorsqu'il croit avoir à se plaindre de quelqu'un, un enfant sage ne doit pas se fâcher. Si, dans un mouvement involontaire de vivacité, il s'est oublié jusqu'à lever la main sur quelqu'un, il la baissera aussitôt en demandant pardon de son emportement.

Est-il malade (hélas! chacun souffre à son tour)? l'enfant sage prend son mal en patience, et se laisse panser et soigner avec reconnaissance ; et si ses petits amis cherchent à le distraire, il les en remercie et se dit : « C'est à charge de revanche. »

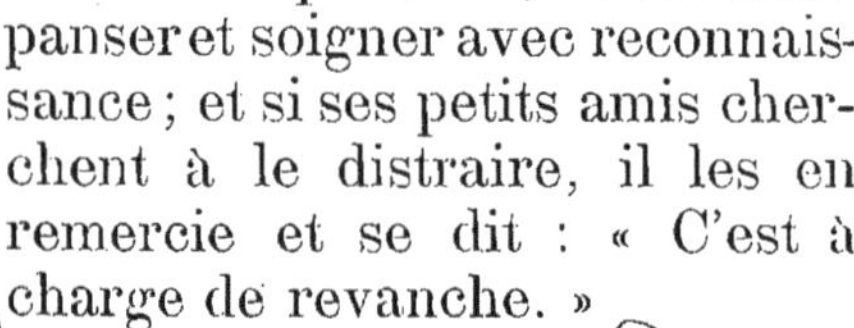

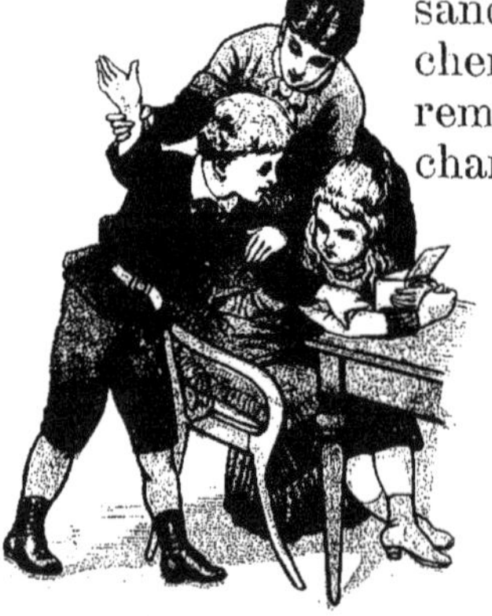

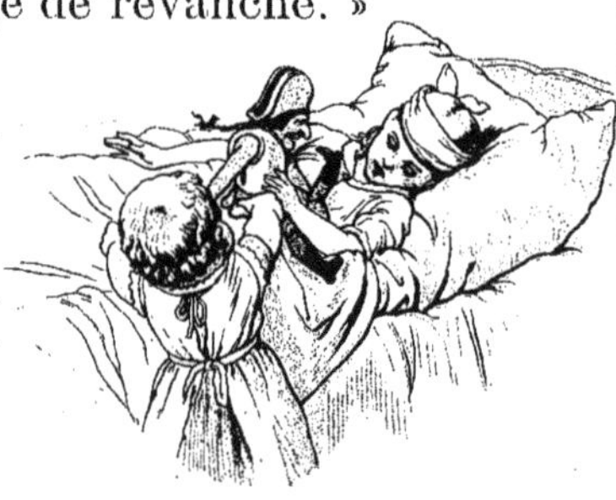

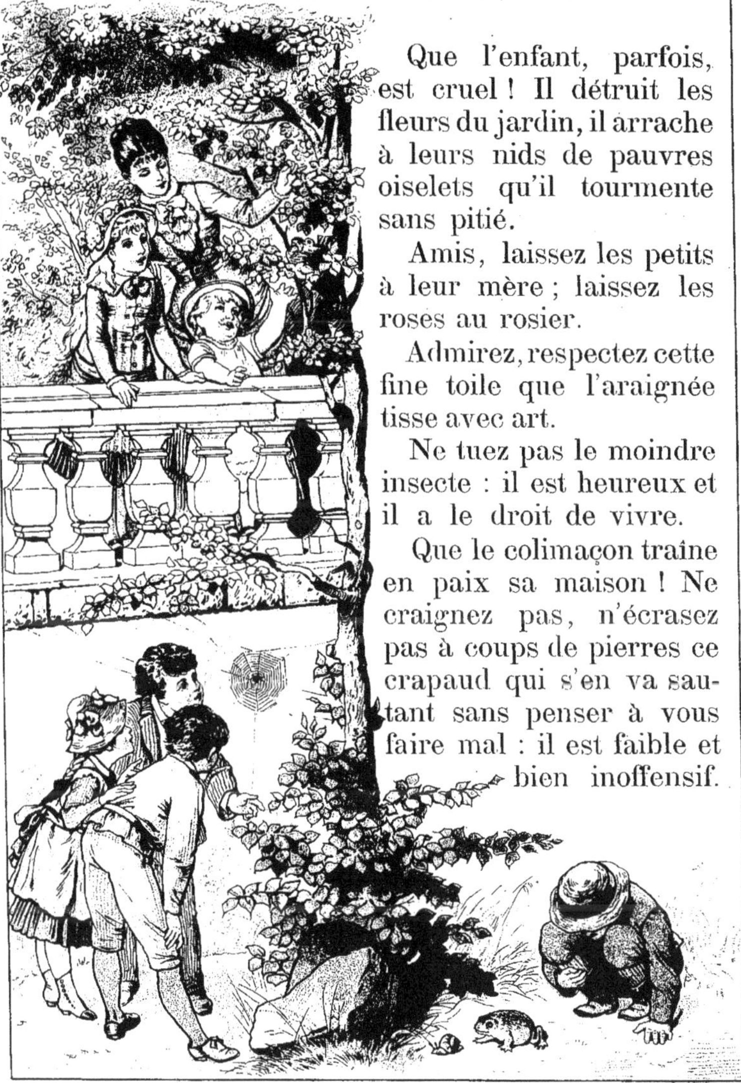

Que l'enfant, parfois, est cruel ! Il détruit les fleurs du jardin, il arrache à leurs nids de pauvres oiselets qu'il tourmente sans pitié.

Amis, laissez les petits à leur mère ; laissez les roses au rosier.

Admirez, respectez cette fine toile que l'araignée tisse avec art.

Ne tuez pas le moindre insecte : il est heureux et il a le droit de vivre.

Que le colimaçon traîne en paix sa maison ! Ne craignez pas, n'écrasez pas à coups de pierres ce crapaud qui s'en va sautant sans penser à vous faire mal : il est faible et bien inoffensif.

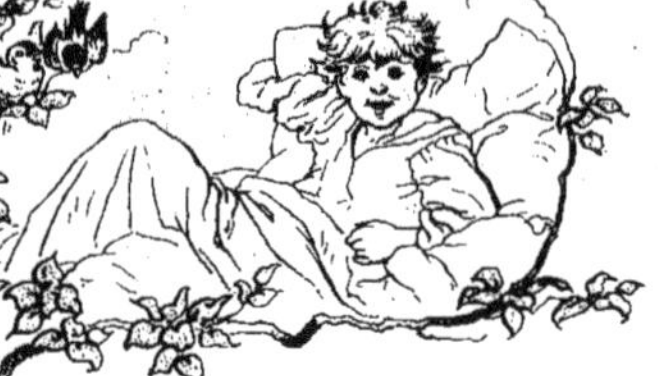

L'enfant sage s'éveille joyeux. Il écoute les oiseaux chantant au ciel le retour d'un beau jour.

Vite! il se lève, fait sa toilette, puis déjeune proprement et range avec soin dans son sac ses cahiers et ses livres :

— Petite mère, dit-il, je suis prêt !

— C'est bien, mon fils, accompagne ta sœur à la pension. Ne courez pas, ne vous arrêtez pas non plus, et prenez bien garde aux voitures.

L'enfant étourdi et léger ressemble au papillon qu'un rien distrait et retarde.

Et s'il veut se dépêcher pour rattraper le temps perdu, souvent il glisse et tombe, comme ce petit Victor dont je vais vous conter l'histoire.

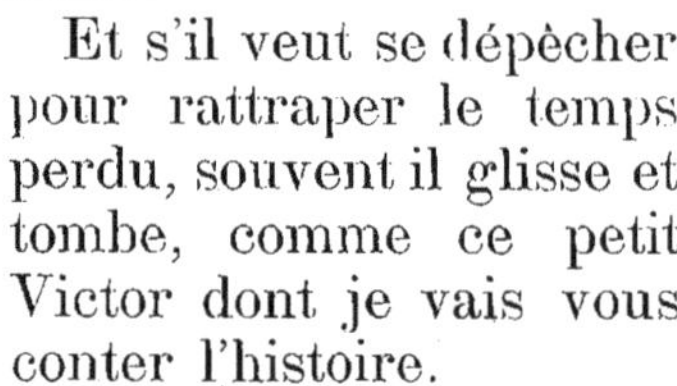

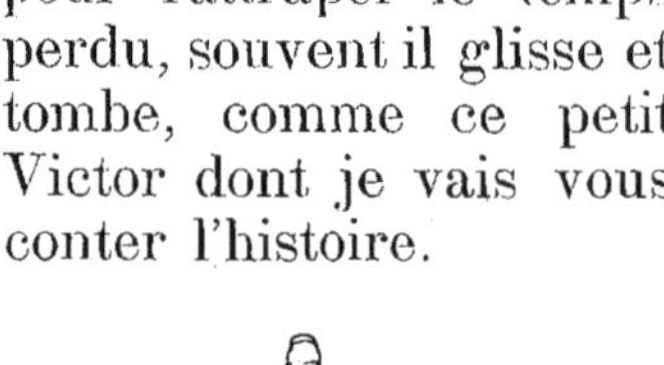

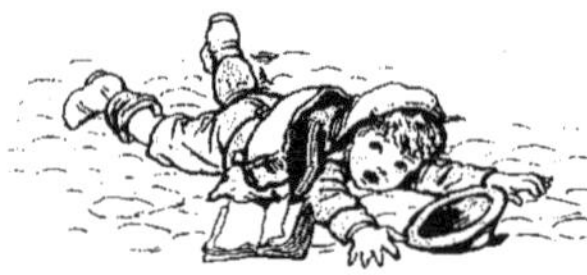

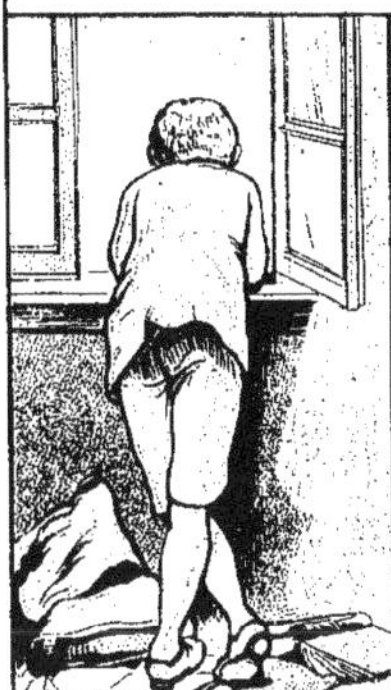 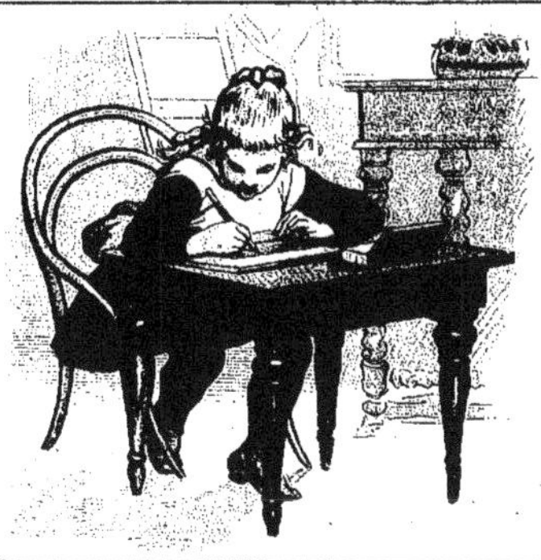 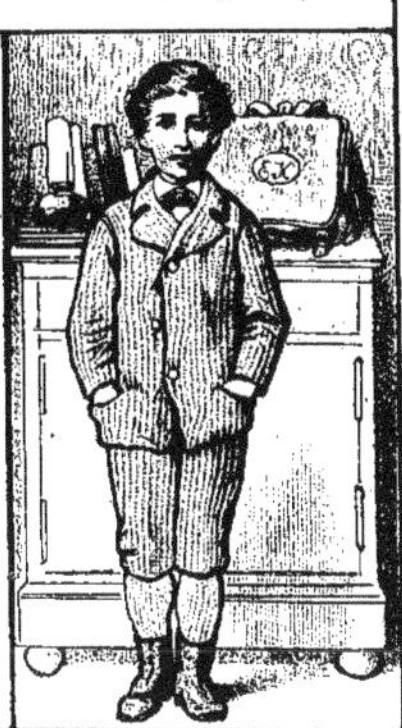

Après la classe, ce paresseux de Victor, au lieu de se mettre à l'ouvrage, murmurait : « J'ai bien le temps, » puis, accoudé à la fenêtre, il regardait tourner les girouettes et défiler les régiments.

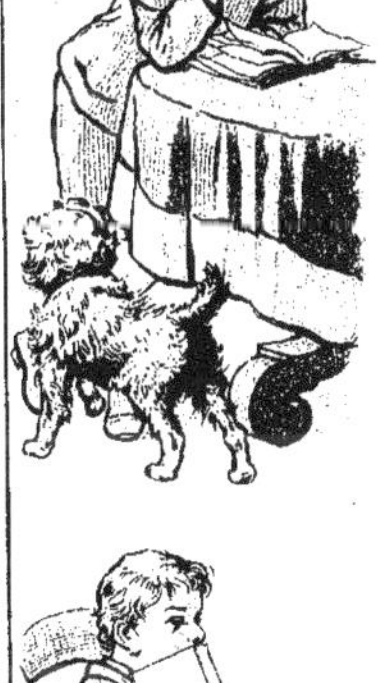

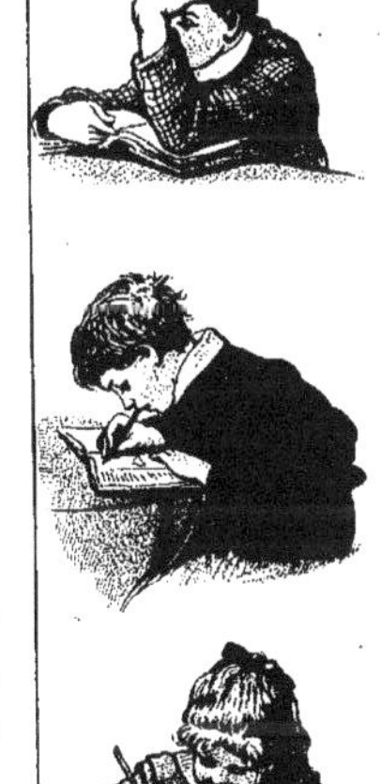

Albert et sa sœur Lili, au contraire, pensaient d'abord à faire leurs devoirs et à apprendre leurs leçons. Quelque beau temps qu'il fît, ils tenaient à finir avant de songer à la promenade.

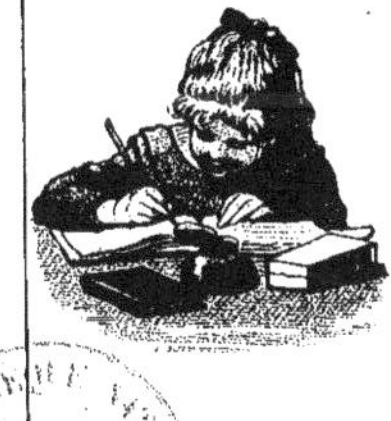

En vain Médor agitait-il sa queue, en ayant l'air de dire à ses petits maîtres : « Allons jouer. » « Non ! pensaient les braves enfants, nous nous amuserons de meilleur cœur quand nous aurons rempli notre tâche. »

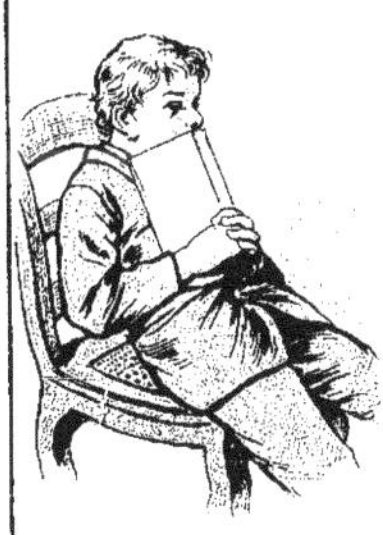

Donnez, enfants !... Le bien qu'on fait rend plus heureux que le plaisir qu'on se donne à soi-même.

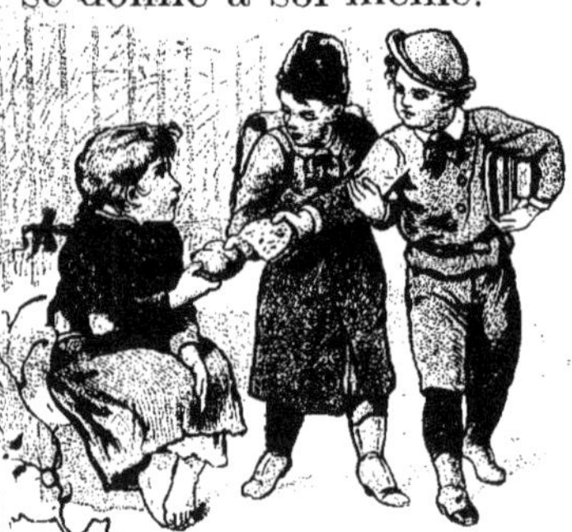

Le plus pauvre, ici-bas, trouve toujours un plus pauvre que lui. Jetez à ces oiseaux les miettes de votre table, ils vous remercieront par mille cris de joie.

Voyez ces pauvres enfants qui tendent la main dans la rue. Ils ont votre âge ; ils aiment comme vous les gâteaux et les jouets.

Vous qui en avez tant, priez vos bons parents de vous permettre de leur en donner. La charité commande de donner à manger à ceux qui ont faim et de réchauffer ceux qui ont froid.

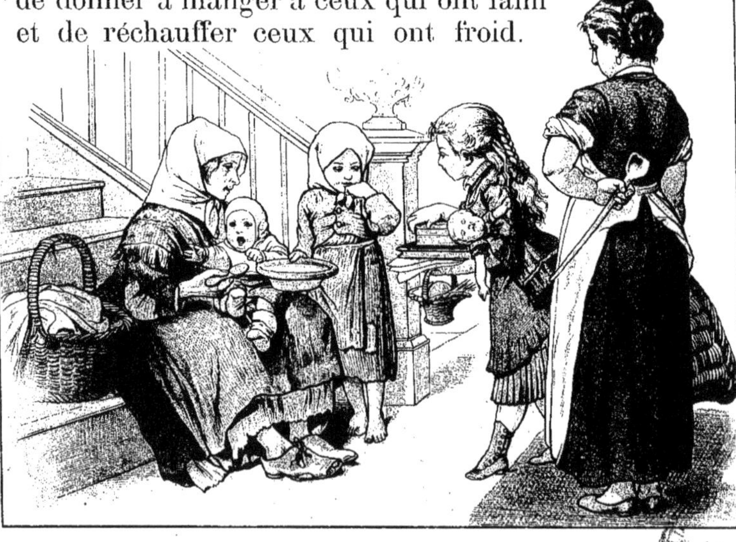

www.ingramcontent.com/pod-product-compliance
Ingram Content Group UK Ltd.
Pitfield, Milton Keynes, MK11 3LW, UK
UKHW021657090726
13657UKWH00005B/2006